BEI GRIN MACHT SICH IHR WISSEN BEZAHLT

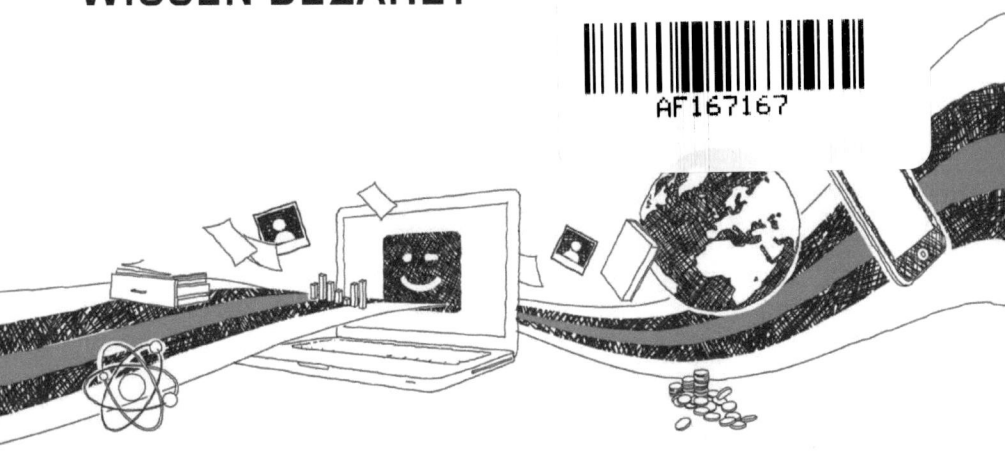

AF167167

- Wir veröffentlichen Ihre Hausarbeit, Bachelor- und Masterarbeit

- Ihr eigenes eBook und Buch - weltweit in allen wichtigen Shops

- Verdienen Sie an jedem Verkauf

Jetzt bei www.GRIN.com hochladen und kostenlos publizieren

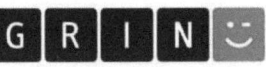

Effekte des Dehnens auf die Bewegungsreichweite und Dehnungsspannung

Kristina Stauberg

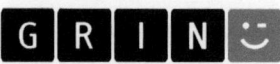

Bibliografische Information der Deutschen Nationalbibliothek:

Die Deutsche Nationalbibliothek verzeichnet diese Publikation in der Deutschen Nationalbibliografie; detaillierte bibliografische Daten sind im Internet über http://dnb.d-nb.de abrufbar.

ISBN: 9783346829467
Dieses Buch ist auch als E-Book erhältlich.

Druck und Bindung: Books on Demand GmbH, Norderstedt Germany
Gedruckt auf säurefreiem Papier aus verantwortungsvollen Quellen

Das vorliegende Werk wurde sorgfältig erarbeitet. Dennoch übernehmen Autoren und Verlag für die Richtigkeit von Angaben, Hinweisen, Links und Ratschlägen sowie eventuelle Druckfehler keine Haftung.

Das Buch bei GRIN: https://www.grin.com/document/1333852

Deutsche Hochschule für
Prävention und Gesundheitsmanagement
Hermann Neuberger Sportschule 3
66123 Saarbrücken

Einsendeaufgabe

Fachmodul:	Trainingslehre III
Studiengang:	Gesundheitsmanagement
Datum Präsenzphase:	25.03-27.03.2019
Name, Vorname:	Stauberg, Kristina
Studienort:	**Köln**
Semester:	**SS 2017**

Inhaltsverzeichnis

1 Personendaten

Alter	26 Jahre
Geschlecht	weiblich
Körpergröße	161 cm
Körpergewicht	67 kg
Trainingsmotive	Verbesserung der allgemeinen Beweglichkeit (Fokus liegt auf dem Hüftbereich)
berufliche Tätigkeit	medizinische Fachangestellte
aktuelle sportliche Aktivität (inklusive Leistungsstufe und Trainingsumfang)	Tätigkeit: hauptsächlich sitzend an der Praxisanmeldung seit sieben Jahren keine sportliche Aktivität. Leistungsstufe: untrainiert
frühere sportliche Aktivität (inklusive Leistungsstufe und Trainingsumfang)	zweimal pro Woche: 90 Minuten Tennis, jeweils montags und donnerstags Leistungsstufe: erfahren
zeitlicher Verfügungsrahmen	Montags, mittwochs und freitags
orthopädische Einschränkung	keine
internistische Einschränkung	keine
ärztliche Behandlung	keine
Einnahme von Medikamenten	keine
sonstige gesundheitliche Einschränkungen	keine

Anhand der biometrischen Daten lässt sich darauf schließen, dass sich die Probandin aktuell in einer stabilen gesundheitlichen Lage befindet, da sie weder orthopädische, internistische oder sonstige gesundheitliche Einschränkungen hat. Da die Probandin eine hauptsächlich sitzende berufliche Tätigkeit ausübt, ist vermutlich der Beweglichkeitsgrad in der Hüftextension eingeschränkt. Folglich besteht kein Einwand in der Ausübung des Beweglichkeitstest und den miteinhergehenden Trainingsplänen.

2 Beweglichkeitstraining

Um die Beweglichkeit der Probandin zu testen, wendet der Trainer einen manuellen Muskelfunktionstest nach Janda (2000) an. Dabei misst er die Gelenkbewegung der Probandin achsensymmetrisch an 5 Muskelgruppen und testet somit nicht nur die höchste Dehnung des Gelenkwinkels, sondern auch die Kraftfähigkeit der jeweiligen Muskelgruppen. Hierbei orientiert er sich der Trainer maximalen Schwingungsweite des zu testenden Gelenks. Es existiert bei diesem Test kein direkt sichtbares Messverfahren. Der Trainer richtet sich an der Schmerztoleranzgrenze der Probandin, da sie vom Menschen zu Menschen anders ausfallen kann. Der Test wird bei der Probandin achsensymmetrisch vorgenommen und hat die Absicht eventuelle Muskeldysbalancen und Beweglichkeitseinschränkung bei der Probandin festzustellen.

Testdurchführung Brustmuskulatur (M. pectoralis major)

Zu Beginn des Tests positioniert sich die Probandin in Rückenlage auf eine Behandlungsliege. Um das Testergebnis nicht zu verfälschen, sollte die Probandin ihre Füße auf die Ablagefläche so abstellen, dass ihr Becken dadurch fixiert bleibt und darauf achten, dass sie ihre Bauchmuskulatur während der Testdurchführung angespannt lässt. Zusätzlich stabilisiert der Trainer ihren Oberkörper mit leichtem Zug seiner Hand, die zu testende Seite, in die diagonale Richtung den Oberkörper der Probandin. Weiterhin achtet er darauf, dass die Probandin sich so positioniert, dass ihr Schulterblatt mit der Behandlungsliege abschließt. Anschließend wird der Arm mittels einer Außenrotation im Schultergelenk vom Körper weggeführt und im Ellenbogengelenk auf 90° angewinkelt und hängt während dessen frei in der Luft. Demnach bildet die Lage des Oberarms einen Messbereich zur Horizontalen (Eifler, 2018, S.48).

Testergebnis:

Beide Oberarme der Probandin erreichen ohne Hilfe des Trainers die Horizontale. Folglich ist keine Bewegungseinschränkung im M. pectoralis major festzustellen und der Trainer vermerkt die Stufe 0.

Testung Hüftbeugemuskulatur (speziell M. iliopsoas)

Bei der zweiten Muskelgruppe positioniert sich die Probandin ebenfalls in Rückenlage auf die Behandlungsliege. Wobei sich hier ihr Gesäß am Liegenrand befinden und ihre unteren Extremitäten überhängen sollten. Um das Testergebnis nicht zu verfälschen, achtet der Trainer stets darauf, dass die Probandin ihr Becken und die Lendenwirbelsäule während der Testdurchführung fixiert auf der Liege lässt. Im Anschluss winkelt die Probandin ihr Bein auf das maximalste an ihren Oberkörper an und unterstützt dies mittels Festhaltens des angewinkelten Oberschenkels mit den Händen. Um eine bessere Fixierung zu ermöglichen, kann der Trainer unterstützend seine Hand unter die Lendenwirbelsäule der Probandin legen und so den Druck gegen seine Hand verrichten lassen. Das andere Bein bleibt überstehend hängend. Nun kann der Trainer anhand des hängenden Beins die Hüftflexion der Probandin begutachten und setzt die Lage des Femurs zum Verhältnis der Körperlängsachse (Eifler, 2018, S.49).

Testergebnis:

Die Probandin erreicht nur mit mildem Druck des Trainers die Horizontale. Beide Seiten haben eine leichte Bewegungseinschränkung im M. iliopsoas und somit erreicht die Probandin auf beiden Seiten die Stufe 1.

Testung Kniestreckmuskulatur (speziell M. rectus femoris)

Erneut nimmt die Probandin die Position in Rückenlage auf der Behandlungslieg ein. Sie achtet darauf das ihr Gesäß am Liegenrand aufliegt und die unteren Extremitäten in der Luft hängen. Daraufhin winkelt sie ihr Bein an und zieht es so nah es geht an ihren Oberkörper heran. Das andere wird vom Trainer auf den höchstmöglichsten Hüftextensionswinkel platziert und stabilisiert. Der Trainer führt anschließend dieses Bein in den größtmöglichen Kniebeugewinkel, wobei er darauf achten sollte, dass das Becken und die Lendenwirbelsäule der Probandin während der Testdurchführung stehts auf der Behandlungsliege aufliegt. Der Winkel zwischen dem Femur und dem Humerus dient dabei als Messbereich. Weiterhin sollte der Trainer darauf achten, dass die Beugung des Knies durch die Behandlungsliege nicht gestört wird (Eifler, 2018, S.50).

Testergebnis:

Die Probandin erreicht nur mit leichtem Druck des Trainers auf beiden Seiten den 90 Grad Winkel im Kniegelenk. Folglich bestehen leichte Bewegungseinschränkung im M. rectus femoris und sie erreicht somit auf beiden Seiten die Stufe 1.

Testung Kniebeugemuskulatur (Mm. ischiocrurales)

Wieder liegt die Probandin in Rückenlage auf der Behandlungsliege. Dabei führt der Trainer ein Bein der Probandin in die höchstmögliche Hüftbeugung und streckt das Kniegelenk durch. Wichtig ist, dass die Kniescheibe der Probandin frei bleibt. Das andere Bein ist im Hüft- und Kniegelenk gebeugt und die Fußsohle ist auf der Behandlungsliege abgestellt. Auch hier sollte ein Anheben des Beckens und der Lendenwirbelsäule während des Tests vermieden werden. Während des Tests sollte die Probandin das zu testende Bein in die Höhe gestreckt halten und die Position des anderen Beins möglichst nicht verändern (Eifler, 2018, S.51).

Testergebnis:

Beide Beine der Probandin erreichen ohne Hilfe des Trainers in der Hüftflexion die 90 Grad. Daraus lässt sich schließen, dass keine Bewegungseinschränkung im Mm. ischiocrurales festzustellen sind. Die Probandin erreicht auf beiden Seiten die Stufe.

Testung Wadenmuskulatur (Mm. triceps surae)

Erneut nimmt die Probandin die Position in Rückenlage ein. Im Anschluss streckt sie ihr Bein und legt den Oberschenkel so ab, dass er über den Liegenrand hinausragt. Das andere Bein stellt sie gebeugt auf die Behandlungsfläche ab. Anschließend greift der Trainer mit einer Hand den Fuß der Probandin mittig am Fersenbein und mit der anderen Hand umschließt er den Fuß an der Außenkante. Daraufhin zieht der Trainer mit einem leichten Zug die Ferse von der Körpermitte der Probandin weg. Währenddessen lenkt und drückt der Daumen des Trainers den Vorfuß der Probandin hin zum Schienbein. Um explizit den M. soleus zu testen wird das Kniegelenk der Probandin angewinkelt, um den Bewegungsgrad zu vergrößern. Der Trainer sollte den Druck mit dem Daumen lediglich auf den äußeren Fußrand ausüben, anderenfalls könnte der Test verfälscht werden. Daraufhin drückt der Trainer die Fußsohle der Probandin in Richtung Schienbein, wobei er die Ferse an zu sich anzieht (Eifler, 2018, S.52).

Testergebnis:

Die Probandin erreicht auf beiden Seiten eine Dorsalextension bis 0 Grad. Sie weist keine Beweglichkeitseinschränkungen auf und erreicht auf beiden Seiten die Stufe 0.

Tab. 2: Beweglichkeitstestung

Testübung	Bewertung	Ergebnis
M. pectoralis major	Stufe 0: Oberarm erreicht die Horizontale (keine Bewegungseinschränkungen)	Rechts: 0 Links: 0
	Stufe 1: Oberarm erreicht die Horizontale durch Druck des Trainers (leichte Bewegungseinschränkungen)	
	Stufe 2: Oberarm erreicht Horizontale auch durch Druck des Trainers nicht (deutliche Bewegungseinschränkungen)	
M. iliopsoas	Stufe 0: Oberschenkel erreicht Horizontale (keine Bewegungseinschränkungen)	Rechts: 1 Links: 1
	Stufe 1: Oberschenkel erreicht Horizontale durch Druck des Trainers (leichte Bewegungseinschränkungen)	
	Stufe 2: Oberschenkel erreicht Horizontale auch durch Druck des Trainers nicht (deutliche Bewegungseinschränkungen)	
M. rectus femoris	Stufe 0: Unterschenkel hängt senkrecht herab (keine Bewegungseinschränkungen)	Rechts: 1 Links: 1
	Stufe 1: Unterschenkel erreicht 90° im Kniegelenk durch Druck des Trainers (leichte Bewegungseinschränkungen)	
	Stufe 2: Unterschenkel erreicht 90° im Kniegelenk auch durch Druck des Trainers nicht (deutliche Bewegungseinschränkungen)	
Mm. ischiocrurales	Stufe 0: Hüftflexion im Ausmaß von 90° möglich (keine Bewegungseinschränkungen)	Rechts: 0 Links: 0
	Stufe 1: Hüftflexion im Ausmaß zwischen 80– 90° möglich (leichte Bewegungseinschränkungen)	
	Stufe 2: Hüftflexion nur unter 80° möglich (deutliche Bewegungseinschränkungen)	

Tab. 3: Beweglichkeitstestung

Testübung	Bewertung	Ergebnis
Mm. triceps surae	Stufe 0: Dorsalextension bis 0° möglich (keine Bewegungseinschränkungen)	Rechts: 0 Links: 0
	Stufe 1: Dorsalextension möglich; 0° wird nicht ganz erreicht (leichte Bewegungseinschränkungen)	
	Stufe 2: Dorsalextension nur bis 10° unter 0- Stellung möglich (deutliche Bewegungseinschränkungen)	

3 Trainingsplanung Beweglichkeitstraining

Ein Beweglichkeitstraining hat mehrere Ziele. Zum einen soll dadurch die intramuskuläre Koordination, die Kraftfähigkeit der bewegenden Muskeln, die Entspannungsfähigkeit der zu dehnenden Muskeln, Verbesserung des Zusammenspiels der ein Gelenk bewegenden Muskeln und muskuläre Dysbalancen korrigiert werden (Schnabel et al. (1997, S. 230)). Das Beweglichkeitstraining ist eine Zusammensetzung aus Dehntraining, Krafttraining und Koordinationstraining (Olivier et al. (2008, S. 232)). Der Fokus der Probandin liegt darin, ihre Hüftextension zu dehnen, da hier eine deutliche Bewegungseinschränkung herrscht. Die Probandin trainiert nach einem Minimalprogramm, da sie eine Trainingsbeginnerin ist. Zudem betreibt sie seit 7 Jahren keine sportliche Aktivität und übt einen sitzenden Beruf aus (Rancour, Holmes & Cipriani, 2009). Ansonsten liegen keine gravierenden Einschränkungen in der Beweglichkeit vor. Durch ein regelmäßige Dehntraining kann die Beweglichkeit signifikant verbessern werden. Dabei spielt keine Rolle, welche Dehnübungen ausgeführt werden (Schönthaler & Ohlendorf, 2002, S. 29). Das Minimalprogramm beinhaltet eine Trainingshäufigkeit von 3 Einheiten pro Woche, die jeweils am Montag, Mittwoch und Freitag absolviert werden. Die Dehndauer soll pro Muskelgruppe und Seite jeweils 45 Sekunden betragen. Ein längeres Dehnen ist nicht nötig, da bisher kein deutlicher Erfolgt festgestellt wurde (Freiwald, 2000). Ebenso wird die Probandin angehalten jeweils viel Sätze pro Seite zu dehnen. Zudem empfiehlt der Trainer eine möglichst hohe Dehnintensität, wobei alle Dehnpositionen von der Probandin langsam und kontrolliert eingenommen werden sollen und die Atmung gleichmäßig und ruhig bleiben soll. Die gesamte Trainingsdauer beträgt 60 Minuten.

Tab. 4: Belastungsgefüge für das Dehnprogramm

Trainingshäufigkeit pro Woche	3 x wöchentlich
Sätze	4 Sätze pro Seite
Dehndauer	45 Sekunden
Intensität	maximale Dehnintensität
Trainingsdauer	60 Minuten

1. M. biceps femoris/ M. semimembranosus/ M. semitendinosus (statisch)

Die Probandin stellt sich zunächst aufrecht in einen Hüftbreiten Stand hin. Dabei beugt sie leicht ihre Beine und senkt ihr Gesäß nach hinten unten ab. Anschließend streckt sie ein Bein nach vorne in eine leichte Schrittstellung. Dabei bleibt das hintere Bein gebeugt. Zusätzlich neigt sie ihren Oberkörper nach vorne und kippt ihr Becken. Um die Dehnposition zu lockern, richtet sie ihr Becken auf und kippt es im Wechsel. Sie achtet während der Dehnung zusätzlich immer darauf, dass die Wirbelsäule stabilisiert und aufgerichtet bleibt. Die Dehnposition wird für 45 Sekunden statisch gehalten. Um die Dehnposition zu verlassen, richtet sie ihren Oberkörper wieder auf und stellt das vordere Bein wieder zurück in den Hüftbreiten Stand. Anschließend wird die Dehnung auf der anderen Seite durchgeführt.

2. M. gastrocnemius/ M. soleus (statisch)

Die Probandin stellt sich erneut aufrecht in den Stand auf. Sie stellt ein Bein nach hinten ab, wobei die komplette Fußsohle auf dem Boden aufliegt. Das vordere Bein ist gebeugt und der Oberkörper leicht nach vorne gelehnt. Dabei achtet sie darauf, dass ihr Oberkörper und das hintere Bein eine Linie bildet. Außerdem ist es wichtig, dass die Zehen der beiden Füße parallel nach vorne zeigen. Um eine Dehnung zu erhalten, verlagert sie ihr Körpergewicht nach vorne und hält die Position statisch für 45 Sekunden. Eine Dorsalextension im hinteren Bein vergrößert die Dehnung.

3. M. trapezius/ Mm. rhomboidei (dynamisch)

Um den M. trapezius und Mm. rhomboidei zu dehnen, stellt sich die Probandin Hüftbreit in eine aufrechte Position mit leicht angewinkelten Beinen. Sie hält ihren Kopf in einer Verlängerung der Wirbelsäule. Anschließend verschränkt sie ihre Hände vor ihren Oberkörper und streckt die Arme auf Schulterhöhe. Sie achtet zusätzlich darauf, dass die

Schulter währenddessen tief bleiben. Daraufhin zieht sie Schulterblätter von der Wirbel-säule weg und neigt ihren Körper nach vorne. Diese Position hält sie 45 Sekunden lang und lässt danach locker. Bei dieser Dehnübung handelt es sich um eine dynamische Deh-nübung.

4. M. pectoralis major/ der M. deltoideus pars clavilaris/ M. biceps brachii (ak-tiv- dynamisch)

Die Probandin verschränkt ihre Arme hinter dem Rücken und stellt sich wieder aufrecht in einen Hüftbreiten Stand auf. Dabei bleiben die Schultern tief, ihr Becken fixiert und die Gesäß- und Bauchmuskulatur angespannt. Daraufhin hebt sie ihre verschränkten Arme hinter dem Rücken an, hält die Position und lockert diese wieder. Sie führt die Übung aktiv-dynamisch aus. Bei dieser Dehnübung wird mit Hilfe einer Retroversion und Extension des Oberarmes im Schultergelenk und einer Pronation im Ellenbogengelenk nicht nur der M. pectoralis major, sondern auch der M. deltoideus pars clavilaris und M. biceps brachii gedehnt.

5. M. erector spinae (aktiv-dynamisch)

Um den M. erector spinae zu dehnen begibt sich die Probandin in eine Vierfüßlerstand. Ihre Hände sind dabei schulterbreit auf der Höhe der Schultern auf dem Boden aufgestellt. Dabei zeigen die Finger nach innen und ihre Ellenbogen zeigen nach außen. Zusätzlich beugt sie ihre Arme an, die Knie sind hüftbreit aufgestellt und die Bauchmuskulatur an-gespannt. Anschließend wölbt sie ihre Wirbelsäule nach oben und lockert diese wieder. Es handelt sich hierbei um eine aktiv- dynamische Dehnübung, wobei die Anzahl der Wiederholung so oft vollzogen, bis 45 Sekunden verstrichen sind.

6. M. adduktor brevis/ M. adductor longus/ M. adductor magnus/ M. gracilis/ M. pectineus (statisch)

Die Probandin setzt sich auf den Boden hin und streckt ihre Beine durch. Dabei stützt sie ihre Arme auf dem Boden hinter ihrem Rücken ab. Anschießend spreizt sie ihre Beine maximal zur jeweiligen Seite ab und neigt ihren Oberkörper möglichst weit nach vorne. Währenddessen achtet sie darauf, dass ihr Rücken gerade bleibt. Diese Position hält sie für 45 Sekunden und lockert diese wieder.

7. M. trapezius pars descendens (aktiv- statisch)

Die Probandin stellt sich zunächst in den aufrechten Stand und neigt ihren Kopf zur Seite. Ihre Rumpfmuskulatur ist angespannt und ihren Blick ist nach vorne gerichtet. Anschließend wird die gegenüberliegende Schulter runtergezogen, bis die Probandin ein ziehen verspürt. Sie hält diese Position für 45 Sekunden und anschließend wird die Seite gewechselt.

8. M. obliquus externus abdominis/ M. obliquus internus adbominis (statisch)

Erneut nimmt die Probandin die Position in Rückenlage ein. Ihre Beine winkelt sie an und ihre Arme liegen in einem 90° Winkel auf dem Boden. Anschließend legt sie ihre Beine nacheinander seitlich auf dem Boden ab und achte darauf, dass der Schultergürtel während der Übung auf dem Boden aufliegt. Diese Übung erfolgt statisch.

9. M. iliopsoas/ M. rectus femoris (dynamisch)

Die Probandin begibt sich in den Kniestand, wobei ein Bein vor dem Körper auf die Fußsohle gestellt wird und im Kniegelenk angewinkelt ist. Währenddessen ist das Hinter Bein liegt auf dem Unterschenkel auf dem Boden auf. Daraufhin verlagert sie ihr Körpergewicht nach vorne und stützt sich mit ihren Händen auf dem vorderen Bein ab. Anschließend senkt sie ihr Becken ab und bleibt während der Dehnübung steht aufrecht. Um die Dehnübung dynamisch zu gestalten, senkt sie ihr Becken nach vorne ab und hebt es nach hinten an im Wechsel.

10.M. glutaeus maximus/ M. glutaeus medius/ M. glutaeus minimus (statisch)/(postisometrisch)

Die Probandin begibt sich in Rückenlage, wobei sie ein Bein mit angewinkeltem Kniegelenk aufgestellt ist. Anschließend wird das andere Bein in der Hüfte nach außen gedreht und mit dem Unterschenkel an der Oberschenkelvorderseite des Stützbeins fixiert. Daraufhin greift die Probandin mit ihren Händen das Stützbein und zieht es Richtung Oberkörper, während der Unterschenkel des Stützbeins locker nach unter herabhängt. Um die Dehnübung postisometrisch zu gestalten, sollte die Probandin eine leichte Dehnposition für etwa 6–10 Sekunden einnehmen und die Zielmuskulatur kontrahieren. Daraufhin wird die Muskulatur für etwa 2–3 Sekunden vollkommen erspannt. Im Anschluss wird die beschrieben Dehnübung statisch für etwa 10–20 Sekunden gehalten. Dieser Vorgang wiederholt sich etwa 60 Sekunden lang.

Da die Probandin deutliche Bewegungseinschränkung in der Hüftstreckung vorweist, empfiehlt der Trainer ihrerseits einen Fokus auf die Muskulatur zu legen. Der Trainer wählt hauptsächlich die aktive, passive und die statische Dehnübungen für die Probandin, da sie noch Trainingsbeginnerin ist und ein Verletzungsrisiko minimiert wird.

4 Trainingsplanung Koordinationstraining

Tab. 5: Belastungsgefüge propriozeptives Training

Trainingshäufigkeit pro Woche	2 x wöchentlich
Sätze	3-4 Sätze
Dehndauer	statische Übungen: 5-60 Sekunden
	dynamische Übungen: 5-30 Wiederholungen
Satzpause	45 Sekunden
Trainingsdauer	45 Minuten

Tab. 6: Trainingsplanung Koordinationstraining

Übung	Koordinative Fähigkeit	Übungsdurchführung	Hilfsmittel	Sätze pro Übung	Belastungsdauer	Satzpause
Einbeiniger Stand	Statische Gleichgewichtsfähigkeit	Einbeinstand, Standbein leicht gebeugt und das freie Bein leicht nach hinten angehoben. Arme hängen seitlich runter. Augen schließen, Standbein wechseln	keine	3	30 Sek.	45 Sek.
Einbeiniger Stand	Dynamische Gleichgewichtsfähigkeit	Standbein leicht gebeugt, freie Bein vor und zurück schwingen, Arme mitschwingen, Beinwechsel	keine	3	30 Sek.	45 Sek.

Tab. 7: Trainingsplanung Koordinationstraining

Übung	Koordinative Fähigkeit	Übungs-durchführung	Hilfsmittel	Sätze pro Übung	Belastungs-dauer	Satzpause
Hopserlauf	Rhythmisie-rungs- und Kopplungsfä-higkeit	Abwechseln-des Absprin-gen mit ei-nem Bein vom Boden, mit dem ab-gesprunge-nen Bein wie-der landen, dabei Ober-schenkel bis zur Waage-rechten anhe-ben, Arme wie beim Lau-fen mit-schwingen	keine	3	30 Sek.	45 Sek.
Standwaage	Statische Gleichge-wichtsfähig-keit	Arme bis auf Schulterhöhe ausstrecken, gelichzeitig Oberkörper nach vorne beugen und ein Bein nach hinten anhe-ben und durchstre-cken, bis es einen Winkel von ca. 90° zum leicht ge-beugten Standbein bil-det. Halten und dann Beinwechsel	keine	3	15 Sek. Pro Seite	45 Sek.
Ball um Hin-dernisse herum drib-beln	Orientie-rungs- und Kopplungsfä-higkeit	Der Proband dribbelt mit den Händen um 2 Hüt-chen, die in einem Ab-stand von 4 Metern zu ei-nander ste-hen. Die Drib-belstrecke verläuft in der Form einer Acht. Danach Handwechsel	Ein Ball, zwei Hütchen	4	30 Sek.	45 Sek.
Ausfall-schritt-Sprünge	Dynamische Gleichge-wichtsfähig-keit	Ausgangs-stellung ist der Ausfall-schritt. Beine auf 90° beu-gen, bis das Knie den Bo-den berührt. Vorderer Fuß ganz aufge-setzt, hinterer auf Zehen-spitzen. Ab-springen vom Boden, dabei in der Luft die Beine in ent-gegenge-setzte Richti-gen bewe-	keine	4	30 Sek.	45 Sek.

Tab. 8: Trainingsplanung Koordinationstraining

Übung	Koordinative Fähigkeit	Übungs-durchfüh-rung	Hilfsmittel	Sätze pro Übung	Belastungs-dauer	Satzpause
Einbein-stand auf Balance-Halbball	Statische Gleichge-wichtfähigkeit	Standbein mitten auf dem Balance-Halbball. Bein leicht ge-beugt, das freie Bein leicht ange-winkelt. Arme zur Seite durchstre-cken. Bein-wechsel	Balance-Halbball	4	15 Sek. Pro Seite	45 Sek.
Basketball zuwerfen auf dem Ba-lance-Halb-ball	Dynamische Gleichge-wichts- und Reaktionsfä-higkeit	Proband steht mit beiden Beinen auf dem Balance-Halbball. Partner steht im gegenüber in ca. zwei Meter Ab-stand und wirft ihm den Basketball in verschiedene Richtungen und Höhe zu.	Basketball, Balance-Halbball	4	30 Sek.	45 Sek.
Kniebeuge auf dem Ba-lance-Halb-ball	Dynamische Gleichge-wichtsfähig-keit	Stabiler, auf-rechter Zwei-beinstand auf einem Ba-lance-Halb-ball. Knie-beuge aus-führen, dabei die Arme nach vorne auf Schulter-höhe durch-strecken	Balance-Halbball	4	30 Sek.	45 Sek.

14/19

Tab. 9: Trainingsplanung Koordinationstraining

Übung	Koordinative Fähigkeit	Übungs-durchfüh-rung	Hilfsmittel	Sätze pro Übung	Belastungs-dauer	Satzpause
Einbeinige Kniebeuge auf Balance-Halbball	Dynamische Gleichge-wichtsfähig-keit	Stabiler, auf-rechter Ein-beinstand auf einem Ba-lance-Halb-ball. Das freie Bein nach vorne durch-strecken und langsam in die einbeinige Kniebeuge gehen. Arme zur Seite aus-strecken für bessere Ba-lance. Bein-wechsel	Balance-Halbball	4	30 Sek.	45 Sek.

Die Trainingsplanung für das Koordinationstraining im Sinne eines Gleichgewichtstrainings für die Probandin besteht aus 10 vielseitigen und sportartübergreifenden Übungen. Somit hat die Probandin genug Abwechslung, wodurch der Antrieb nicht schwindet. Die Übungsauswahl und Reihenfolge sind systematisch aufgebaut. Dabei beginnt die Proban-din mit leicht praktizierbaren Übungen, um Erfolgserlebnisse zu sammeln und Misser-folge zu vermeiden. Dadurch, dass die Übungen aufeinander aufbauen, wird der Lernpro-zess begünstigt. Mit zunehmender Dauer werden die Übungen komplexer und anspruchs-voller. Zudem steigen die Anforderungen durch den Wechsel von statischen zu dynami-schen Übungen, was wiederum die Koordination verbessert. Durch den Wechsel von stabiler zur unstabiler Unterstützungsfläche wird der Schwierigkeitsgrad der Übungen er-höht. Des Weiteren steigen die Anforderungen durch das Erhöhen der Sätze pro Übung. Jedoch wird der Schwierigkeitsgrad ebenso durch die Hilfsmittel, wie z. B. Balance-Halb-ball gehoben. Diese methodisch- didaktische Maßnahmen (von bekannt zu unbekannt, von einfach zu komplex, von leicht zu schwer) haben zur Folge, dass eine Progression des Trainings und der Koordination erzielt wird (Chwilkowski, 2006, S. 56–58).

Mit Hilfe der Trainingsplanung für das Koordinationstraining im Sinne eines Gleichge-wichtstrainings wird die neuromuskuläre Kontrolle der Probandin verbessert (Froböse, 1998, S.70).

5 Literaturrecherche

Tab. 10: Effekte des Dehnens auf die Bewegungsreichweite bzw. auf die Dehnungsspannung

	Wie beeinflussen unterschiedliche Dehnintensitäten kurzfristig die Veränderung der Beweglichkeit	Bewegungsreichweite, Zugkraft und Muskelaktivität bei eigen- bzw. fremdregulierter Dehnung
Wer hat die Studie durchgeführt?	F. Marshall	S. Glück, M. Schwarz*, U. Hoffmann, G. Wydra
In welchem Jahr wurde die Studie durchgeführt?	1999	2002
Welche Forschungsfrage wurde untersucht?	Hypothese 1: Welche Wirkungen hat die unterschiedliche Dehnintensität der ischiocruralen Muskulatur auf die Veränderung der maximalen Dehnung? Hypothese 2: Kommt es im Verlauf von 15 Wiederholungen zu unterschiedlichen Veränderungen der subjektiv angesteuerten Gelenkwinkelbereiche in Abhängigkeit der Dehnintensität und in wieweit verschiebt sich die Dehnschwelle gegenüber der maximalen Dehnung?	Bei der Durchführung von Dehnübungen herrschten bisher einerseits terminologische Unklarheiten im Hinblick auf die Definition des aktiven und passiven Dehnens, andererseits wurden handlungstheoretische Überlegungen vernachlässigt. Deshalb soll an dieser Stelle ein Vorschlag zur Neustrukturierung gemacht werden. Weiterhin soll überprüft werden, ob Unterschiede zwischen drei Durchführungsformen (direkte und indirekte Eigendehnung und indirekte Fremddehnung) bestehen
Wie sah der Versuchsaufbau der Studie aus?	21 Versuchspersonen [m=12, w=9); 24,8±3,4 Jahre) wurden zufällig in die Gruppen „weiches Dehnen" und „maximales Dehnen" zugewiesen. Nach einem Warm-Up und einer im Vortest erfassten maximalen Dehnung der Kniegelenkbeugung wurde die Dehnposition für die ischiocrurale Muskulatur unter Berücksichtigung der Drehachse, fixierter Wirbelsäule und fixiertem Gegenbein mit konstanter Geschwindigkeit von 1,5°/s angefahren. Nach kurzzeitigem Halten der Dehnposition und Erreichen des maximalen Dehnens wieder aufgelöst. Gemessen wurde der erreichte Winkel mit einem digitalen Drehimpulsgeber. Jede Versuchsperson absolvierte 15 Wiederholungen ohne Pause. Dabei startete die Bewegung bei der Neutral-0°-Position bis hin zur von der Versuchsperson bestimmten maximalen Toleranzgrenze.	27 Sportstudenten [(m=16, w=11); 25±2 Jahre; 68±10 kg; 176±8 cm] wurden in drei Gruppen eingeteilt. Sie sollten drei verschieden Testformen in zufälliger Reihenfolge durchführen. Sportstudenten, die Sportarten mit überdurchschnittlich hohen Beweglichkeitsanteilen, wie Turnen, Rhythmische Sportgymnastik oder Akrobatik ausüben, durften nicht teilnehmen. Test 1: Direkte Eigendehnung durch selbstständiges Dehnen über einen Seilzug, Test 2: Indirekte Eigendehnung durch selbstständiges Bedienen eines Motors und Test 3: Indirekte Fremddehnung durch ei- nen Testleiter. Getestet wurden die maximale Bewegungsreichweite, Zugkraft bei konstan- tem Winkel der jeweils ersten BRmax, maxi- mal tolerierte Zugkraft und Muskelaktivität des M. biceps femoris (%iEMGbiz). Die Probanden sollten sich zunächst 5 Minuten auf dem Fahrrad aufwärmen. Anschließend wurde bei einem 45 Grad Hüftflexion und Knieextension
Welche relevanten Ergebnisse und Schlussfolgerungen lieferte die Studie?	Sowohl bei maximaler Intensität wie auch bei submaximaler Intensität kommt es kurzfristig zur Verbesserung der maximalen Dehnung/Bewegungsreichweite. Dabei beträgt bei maximaler Intensität die mittlere Differenz der maximalen Dehnung zwischen Vortest und dem Nachtest 7,24±4,19° und bei submaximaler Intensität 3,29±4,53°. Im Verlauf der 15 Wiederholungen wird keine Verschiebung der Dehnschwelle in größere Gelenkwinkelbereiche festgestellt. Jedoch wird eine bedeutsame Verschiebung der maximalen Dehnung/Bewegungsreichweite zwischen erster und fünfzehnter Wiederholung beobachtet. Dabei beträgt die Differenz zwischen	Es wurde festgestellt, dass die maximale Bewegungsreichweite bei einer direkten Eindrehung 5 % höher war als bei einer indirekten Eigen- und Fremddehnung (p≤0,001). Desweiten wurden keine offensichtlichen Unterschiede in den Parametern festgestellt. Schlussfolgernd kann man sagen, dass die direkte Eigendrehung vorteilhafter ist.

16/19

6   Literaturverzeichnis

Chwilkowski, C. (2006). *Medizinisches Koordinationstraining – Verbesserung der Haltungs- und Bewegungskoordination durch Propriozeption* (2. Aufl.). Köln: Deutscher Trainer Verlag.

Eifler, C. (2016). *Studienbrief Trainingslehre III – Gesundheitsorientiertes Beweglichkeits- und Koordinationstraining* (Rev.20.028.000). Saarbrücken: Deutsche Hochschule für Prävention und Gesundheitsmanagement.

Freiwald, J. (2000). Dehnen im Sport und in der Therapie. *Die Säule, 4* (1), 28–33.

Froböse, I. (1998). *Training in der Therapie. Grundlagen und Praxis; mit ... einem Übungskatalog.* Wiesbaden: Ullstein Medical.

Glück, S., Schwarz, M., Hoffmann, U. & Wydra, G. (2002). Bewegungsreichweite, Zugkraft und Muskelaktivität bei Eigen- bzw. fremdregulierter Dehnung. *Deutsche Zeitschrift für Sportmedizin, 53* (3), 66-71.

Janda, V. (2000). *Manuelle Muskelfunktionsdiagnostik* (4. Aufl.). München: Urban & Fischer.

Marschall, F. (1999). Wie beeinflussen unterschiedliche Dehnintensitäten kurzfristig die Veränderung der Bewegungsreichweite? *Deutsche Zeitschrift für Sportmedizin, 50* (1), 5–9.

Olivier, N., Marschall, F. & Büsch, D. (2008). *Grundlagen der Trainingswissenschaft und-lehre.* Schorndorf: Hofmann.

Rancour, J., Holmes, C. F. & Cipriani, D. J. (2009). The effects of intermittent stretching following a 4-week static stretching protocol: a randomized trial. *Journal of strength and conditioning research / National Strength & Conditioning Association, 23* (8), 2217–2222.

Schnabel, G., Harre, D. & Barde, A. (Hrsg.). (1997). *Trainingswissenschaft. Leistung - Training - Wettkampf. Die Studienausgabe:* SVB Sportverlag Berlin GmbH.

Schönthaler, S. R. & Ohlendorf, K. (2002). *Biomechanische und neurophysiologische Veränderungen nach ein- und mehrfach seriellem passiv-statischem Beweglichkeitstraining* (Wissenschaftliche Berichte und Materialien / Bundesinstitut für Sportwissenschaft, 1. Aufl.). Köln: Sport und Buch Strauß.

7 Abbildungs- und Tabellenverzeichnis

7.1 Tabellenverzeichnis

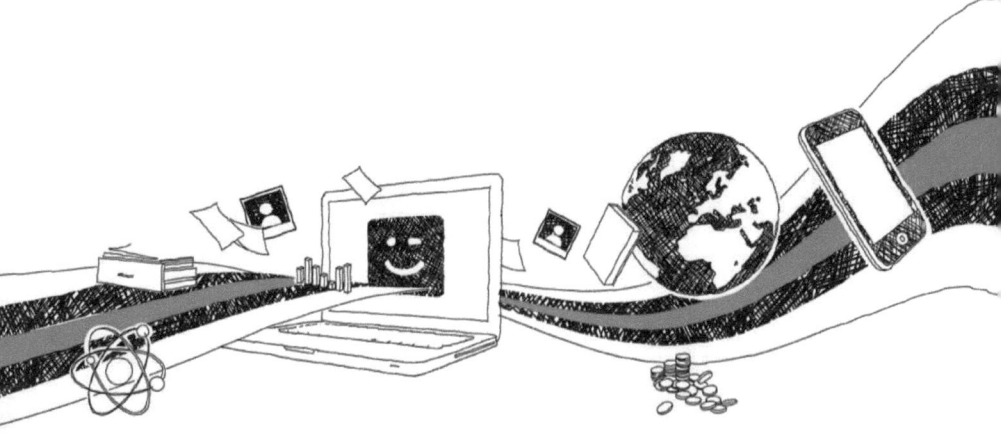
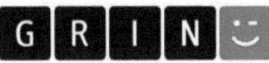